LE

Corset Physiologique

FAIT SUR MOULAGE

L'"ANTIPTOSE"

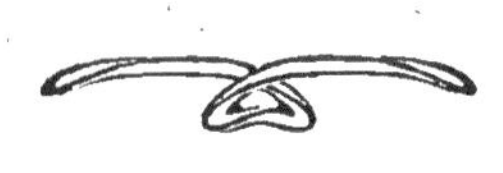

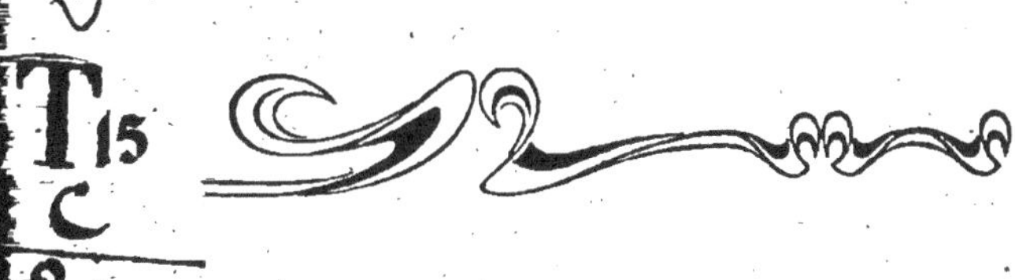

LE

Corset Physiologique

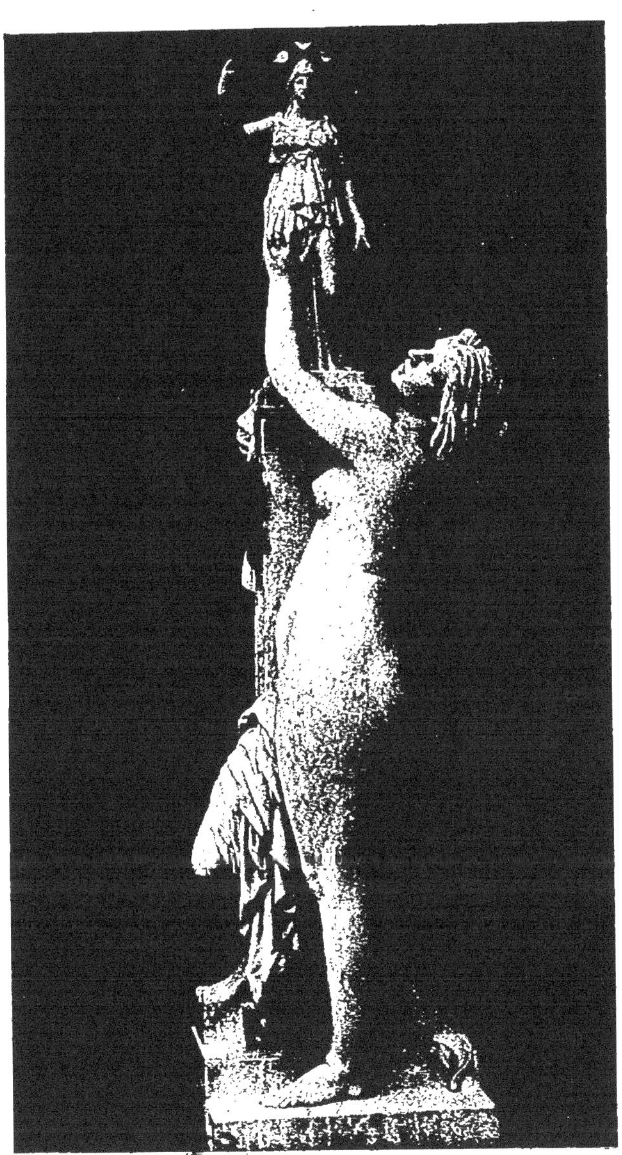

Fig. 1.

LE

Corset Physiologique

FAIT SUR MOULAGE

L' "ANTIPTOSE"

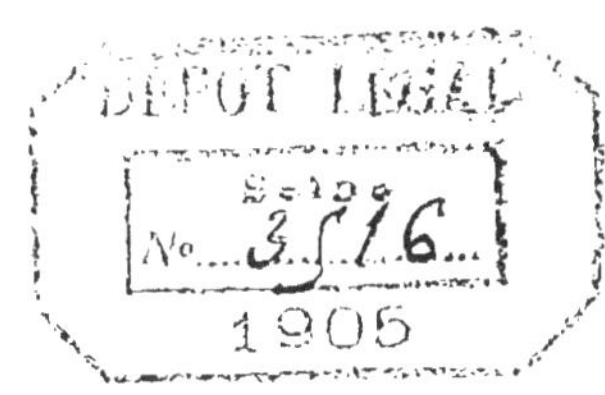

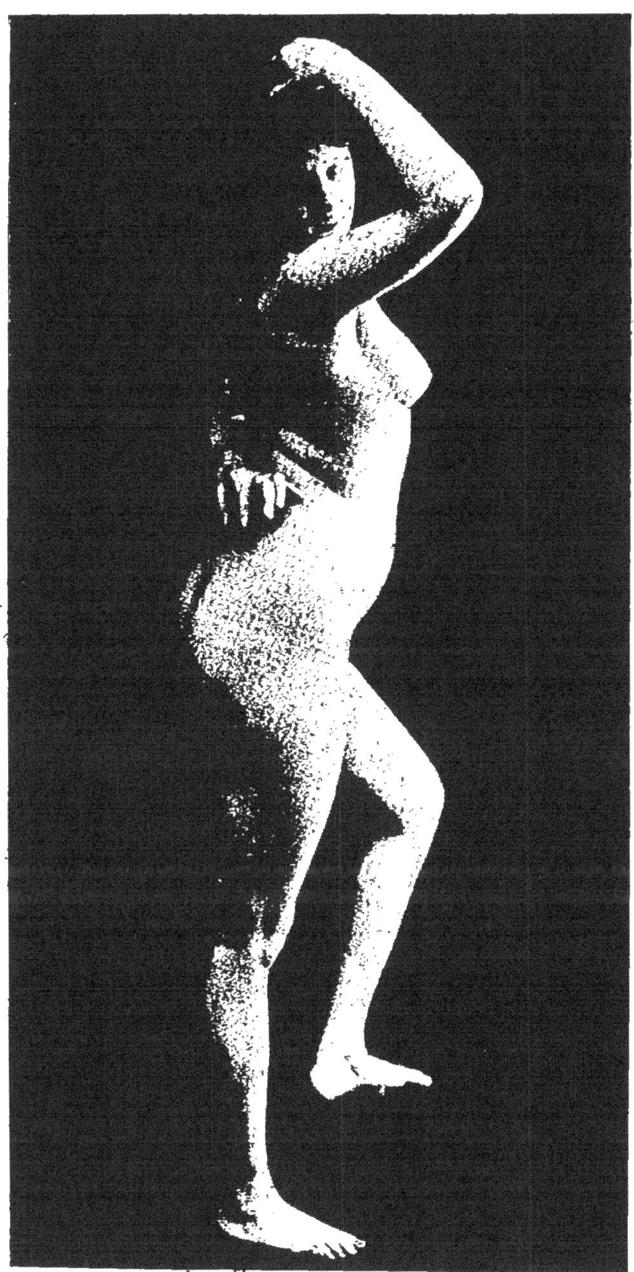

Fig. 2.

LE

Corset physiologique

Notre but.

Après la thèse inaugurale du docteur Butin et la très intéressante étude historique de notre excellent confrère O'Followell, nous n'avons pas l'intention de faire ici un exposé complet sur le corset. Nous voulons simplement mettre sous les yeux de nos lectrices des données suffisantes pour comprendre le problème du corset, et les faire juges de notre solution.

Le corset moderne.

Nous ne ferons pas l'histoire du corset depuis les *fasciæ* ou bandes que les dames grecques et romaines s'enroulaient autour du corps, jusqu'au moderne corset droit devant. Nous nous contenterons de parler seulement des trois derniers modèles, parce que, si le plus récent est presque le seul porté à l'heure actuelle, les lésions produites par l'abus des deux précédents ne sont pas encore effacées.

Sous le second Empire et le commencement de la troisième République règne le corset s'adaptant entre la 5e et la 10e côtes, muni de goussets pour les seins et faisant la taille courte. Vers 1880 règne en maître le corset à busc poire, à busc cambré, aisant la taille élégante, assez longue mais le ventre globuleux. Le corset abdominal droit devant a suivi. — L'abus de chacun de ces corsets agit d'une façon néfaste sur le thorax, l'abdomen et les organes qui y sont contenus. Nous expliquerons comment, après une rapide revue d'anatomie.

Notions succinctes d'anatomie.
Le diaphragme.

Le thorax et l'abdomen sont deux cavités séparées par un mince plancher musculo-membraneux : le diaphragme. Ce plancher, bien loin d'être rigide s'abaisse et remonte constamment sous l'influence de la respiration. Il est en outre facilement dépressible et c'est ce qui explique dès maintenant que toute constriction sur l'abdomen seul retentira sur la cavité thoracique et inversement. En somme, au point de vue qui nous occupe, le diaphragme est comme inexistant, impuissant qu'il est à limiter les pressions.

La cage thoracique.

La paroi de la cage thoracique est constituée par les côtes reliées entre elles par des muscles intercostaux, articulées en arrière avec la colonne vertébrale et soudées en avant au sternum par l'intermédiaire de cartilages. Les côtes ne sont pas immobiles: à chaque inspiration elles s'élèvent : agrandissant ainsi le diamètre transversal de la poitrine et l'antéro-postérieur par la projection du sternum en avant. Mais c'est surtout l'allongemen du diamètre vertical qui augmente la capacité thoracique. En effet pendant l'inspiration le diaphragme s'abaisse, repousse la masse intestinale qui soulève à son tour la paroi abdominale. Ce qui fait que normalement, en l'absence de toute constriction. on respire « plus avec son ventre qu'avec sa poitrine ».

Dans la cage thoracique se trouvent les organes de la respiration, les poumons, et le centre de la circulation, le cœur avec la naissance des gros vaisseaux.

La cavité abdominale.

La cavité abdominale est fermée en avant et sur les côtés par des muscles plats en forme de sangles, de directions différentes, et superposés par endroits. Sans entrer dans les détails nous sommes obligés de citer, en avant et de chaque côté de la ligne médiane, les muscles droits reliant la partie antérieure des os du bassin ou pubis à l'extrémité inférieure du sternum ou appendice xiphoïde. En haut, la cavité abdominale est fermée par le diaphragme dont nous avons déjà parlé, et en bas par les os du bassin et un autre petit diaphragme ou plancher périnéal au travers duquel passent l'urèthre, le vagin et le rectum.

Etant donnée leur constitution, ces diverses parois de la cavité abdominale (le bassin excepté) sont malheureusement dépressibles à volonté et l'on comprend facilement les déformations qu'un corset mal compris va faire subir aux organes contenus derrière elles.

Voici ces organes. Le tube digestif presqu'en entier (l'estomac, l'intestin grêle et le gros intestin); les glandes annexes dn tube digestif (le pancréas, le foie et la rate); les reins et leurs conduits, les uretères, amenant l'urine dans la vessie; les organes génitaux internes (l'utérus, les ovaires et 'es trompes).

Lésions produites par le corset mal construit.

Ces notions d'anatomie dont nous nous excusons de l'aridité, étaient nécessaires pour se rendre compte des lésions produites par le corset mal construit.

D'abord on va comprendre tout de suite que la déformation de la cage thoracique et de l'abdomen diffèrera selon que le maximum de constriction passe :

1° Au niveau d'une zone comprise entre la

sixième et la neuvième côtes (corset fin d'Empire et premières années de la République);

2° Au niveau des dernières côtes (corset 1880, busc poire, busc cambré);

3° Au niveau du défaut de la taille, c'est-à-dire entre le bassin et les dernières côtes (corset actuel, abdominal droit devant).

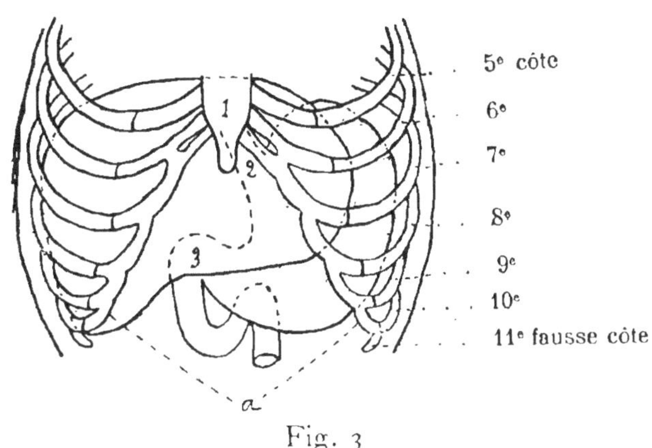

Fig. 3

1 Sternum avec son appendice xiphoïde;
2 Orifice œsophagien de l'estomac ou cardia;
3 Orifice duodénal ou pylore;
a Angle formé par les cartilages costaux, ouvert normalement à 75°.
Le foie est coloré en bleu, l'estomac en rouge.

Lésions produites par les anciens corsets.

La tâche serait trop facile de démontrer les désordres produits dans l'organisme par les deux anciens corsets. Ce serait, qu'on nous pardonne la trivialité de l'expression, « enfoncer une porte ouverte ». Nous demanderons seulement à nos lectrices de se reporter aux figures 3 et 4. Elles verront d'abord une cage thoracique normale avec, derrière, le foie et l'estomac ; elles pourront se représenter ensuite aisément ce que sont devenus ces organes dans la figure 4. Donc la cause est entendue : les anciens corsets étaient mauvais, ils refoulaient les viscères en bas, faisaient un ventre globuleux, disgracieux, anormal, etc.

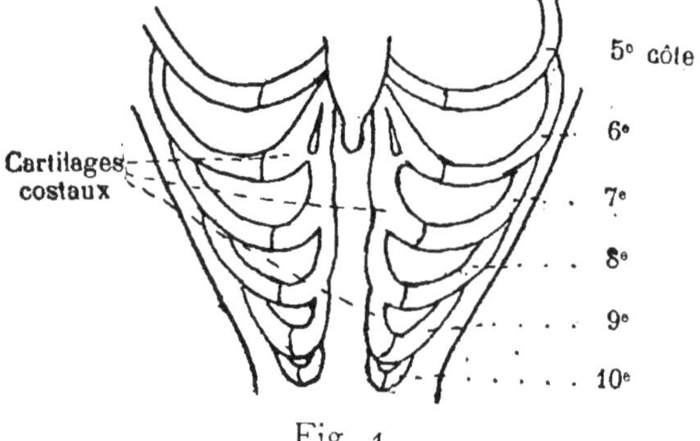

Fig. 4.

Déformation de la cage thoracique produite par l'ancien corset. L'angle laissé entre les cartillages costaux a disparu.

Le corset abdominal droit devant.

Au dire de la majorité des corsetiers et corsetières actuels, on a trouvé le remède à tous ces maux avec le corset abdominal droit devant, laissant la poitrine hors de toute constriction, soutenant la masse intestinale au lieu de l'abaisser.

Voyons ce qu'il y a de vrai dans ces assertions.

Discussion. — Erreur initiale.

D'abord on a oublié que *la constriction pratiquée à n'importe quelle hauteur des cavités thoracique ou abdominale retentit sur tous les organes de ces deux cavités, le diaphragme qui les sépare étant impuissant*, *comme nous l'avons montré*, *à limiter les pressions*.

Donc, aussi basse que soit la taille, même si le corset est réduit à une simple ceinture abdominale, les organes contenus dans la cage thoracique (poumon, cœur, gros vaisseaux), repoussés par le diaphragme distendu, subiront la gêne d'un laçage trop serré. Cette gêne sera tout aussi forte qu'avec le vieux corset dont la taille passait entre la cinquième et la neuvième côtes. On peut même dire qu'elle sera plus forte, car la cage thoracique osseuse résiste mieux aux pressions que le diaphragme musculo-membraneux, parce que aussi « on respire avec son diaphragme plus qu'avec ses côtes. »

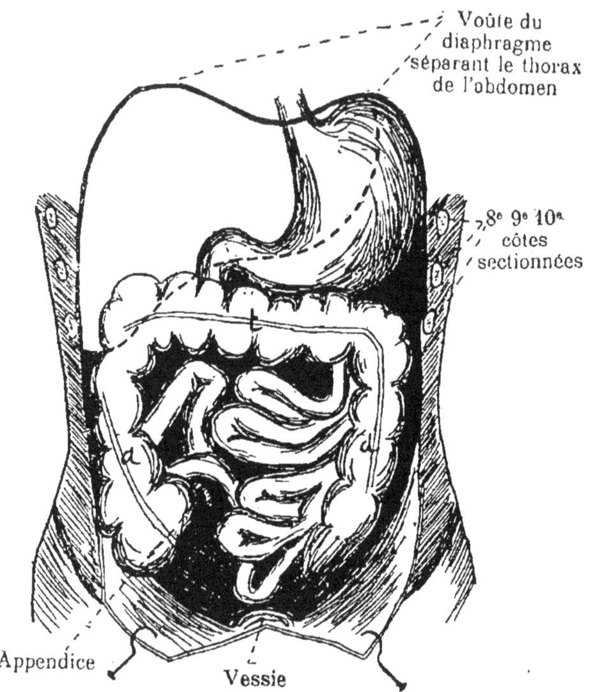

Fig. 5.

Figure demi-schématique montrant la place normale des principaux organes contenus dans la cavité abdominale : le foie qui a été enlevé et dont la limite inférieure --- est seule figurée ; l'estomac en rouge : les cent replis de l'intestin grêle en noir ; le gros intestin en bleu avec ses trois parties : colon ascendant *(a)*, colon transverse *(t)*, colon descendant *(d)*.

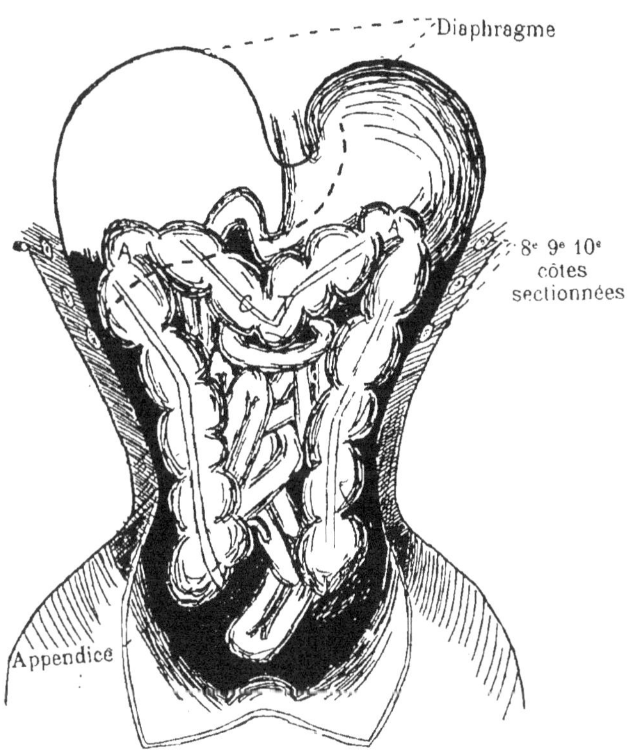

Fig. 6.

Même figure que la précédente montrant la déformation produite par le corset abdominal : le foie et l'estomac refoulant le diaphragme sont remontés dans la cage thoracique gênant les poumons et le cœur. Les angles A et A' formés par le gros intestin sont devenus aigus, le colon transverse *ct* a pris la forme d'un *v*, entraînant ainsi la stagnation des matières.

Lésions produites par le corset droit sur la cage thoracique et la partie supérieure de l'abdomen.

Deux figures aussi simplifiées que possible vont encore mieux nous faire comprendre.

Sur la figure 5 nous voyons, au-dessous du dôme formé par le diaphragme, le foie, dont la limite inférieure seule est figurée, l'estomac (en rouge) se continuant par les nombreux replis de l'intestin grêle (en noir) qui se déverse lui-même dans le gros intestin ou colon (en bleu) composé de trois parties : ascendante, transverse, descendante.

La figure 6 nous montre ce que le corset abdominal droit devant produit sur ces organes.

Toute la masse intestinale est refoulée en haut et repousse le foie et l'estomac. La faible barrière du diaphragme se laisse distendre et remonte dans l'intérieur de la cage thoracique dont le volume se trouve considérablement diminué. Les poumons n'ayant plus leur place suffisante, la respiration, c'est-à-dire l'oxygénation du sang, est incomplète ; le cœur est gêné, surtout quand l'estomac est rempli, d'où les malaises (vapeurs, vertiges), après les repas.

Si encore toute la masse intestinale ainsi « soutenue », remontée, s'en trouvait mieux ! Il s'en faut de beaucoup. Nous voyons sur cette figure 6, la partie transversale du gros intestin pliée en forme de V. Les angles que faisaient les parties ascendante et descendante avec la portion transverse, au lieu d'être obtus ou droits, sont devenus très aigus ; le gros intestin est presque plié, les bols de matière fécale s'accumulent derrière ces plis ; la constipation s'installe opiniâtre, rebelle, avec tout son cortége de malaises et de migraines.

Lésions produites par le corset abdominal droit devant sur les organes du petit bassin.

Ceux qui préconisent le corset abdominal droit devant, disent encore : « La masse intestinale étant remontée, ne pèse plus sur les organes du petit bassin, qui, soulagés, n'ont plus tendance, comme avec les anciens corsets, à faire hernie au travers du plancher périnéal. »

Cette assertion, si on la discute, va tomber comme les précédentes.

Voici (*fig.* 7), une coupe de bassin, passant par le plan médian du corps. Comme précédemment, nous avons simplifié l'image autant que possible, et nous prions nos lectrices de l'examiner avec attention.

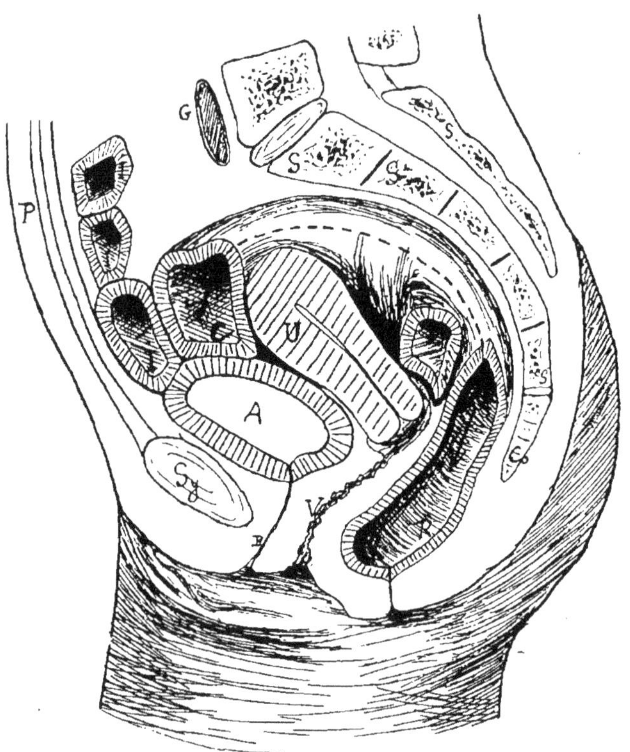

Fig. 7.

Figure demi-schématique montrant la position normale des organes contenus dans le bassin : G gros vaisseau ramenant le sang des membres inférieurs ; S os postérieur du bassin cu sacrum ; Sa symphyse reliant les deux os antérieurs du bassin ou pubis : Co cocyx ; P paroi abdominale avec sa courbe normale : I I I intestin grêle, C dernière partie du gros intestin avec le rectum R (la flèehe indique le cours des matières): A vessie avec son canal B l'urèthre ; U l'uterus avec le vagin V.

Le bassin est une cavité osseuse à parois presque pleines, solides, résistantes et, disons pour le sujet qui nous occupe, indéformables. En haut, cette cavité se confond avec celle de l'abdomen ; en bas, elle est fermée par le plancher périnéal, sorte de diaphragme s'étendant d'avant en arrière de la symphyse pubienne à l'os coccyx, et traversé par l'urèthre, le vagin et le rectum. Certes, ce plancher périnéal est plus résistant que le diaphragme ; cependant, comme toutes les autres parties du bassin sont inextensibles, c'est lui qui supporte toutes les pressions et il sera vaincu dans son point le plus faible, sa partie vaginale.

La cavité du bassin contient, d'avant en arrière, la vessie, l'utérus (en rouge), la dernière partie du gros intestin (en bleu), S iliaque et rectum ; quelques anses de l'intestin grêle (I) viennent encore s'y glisser. En outre, sur les côtés de l'utérus et qu'on ne peut voir naturellement sur notre figure, se trouvent les annexes de l'utérus (trompes et ovaires). Notre figure montre la place exacte de tous ces organes quand la paroi abdominale, *conservant sa courbe normale*, n'est soumise à aucune constriction.

Dans la figure 8, cette paroi, sous l'influence du corset abdominal droit devant, est devenue droite. Le laçage oblique s'exerçant selon X X' a remonté tout ce qu'il a pu (nous venons de voir avec quel succès, pour le cœur, les poumons et le colon

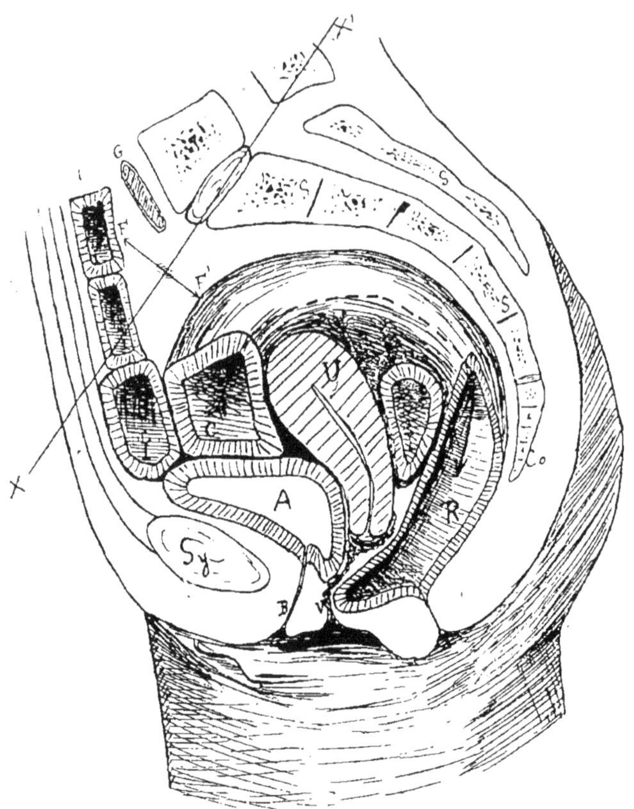

Fig. 8.

Même figure que précédemment montrant les déformations produites par le corset abdominal droit devant : G gros vaisseau aplati ; S sacrum ; Co cocyx ; Sy symphyse ; I I I intestin grêle ; C gros intestin : R rectum dont l'ampoule fait hernie dans le vagin (rectocèle) : A vessie dont le cul de sac postérieur fait hernie dans le vagin (cystocèle) : U utérus coudé en antéflexion et descendu dans le vagin V ; XX' limite de la zone de constriction du corset passant juste au dessus du bassin incompressible ; FF' les résultantes de cette force de constriction.

transverse!) selon la direction F. Mais si bas qu'il se soit exercé, il n'a pu dépasser les rebords du bassin osseux incompressible et n'a pas eu d'action directe sur les organes qui y sont contenus. Il n'a donc pu les remonter.

Bien au contraire. Sous l'influence de la pression exercée selon X X' l'intestin que l'on peut comparer à une masse mobile presque fluide, fuit, s'échappe par où il peut. Il fuit bien vers le haut selon la direction F, mais il s'échappe aussi vers le bas selon F'. Sous l'influence de cette pression de haut en bas, le périnée cède en son point le plus faible, le vagin, dans lequel l'utérus refoulé descend (chute de matrice); la vessie y fait hernie (cystocèle); l'ampoule rectale s'y dilate (rectocèle). Ce n'est pas tout. Les organes du petit bassin ainsi pressés se déforment, se tassent pour occuper le plus petit volume possible. L'utérus se fléchit, la courbure de l'S iliaque augmente; il n'est pas jusqu'aux grosses veines ramenant le sang des membres inférieurs, qui ne soient comprimées : les varices se créent ou augmentent.

Voici donc tombées les prétentions hygiéniques du corset droit devant. Est-ce là le jugement d'un particulier? Citons quelques opinions :

Opinions des médecins sur le corset droit.

Voici d'abord celle du Dr Degrave, exprimée dans le *Correspondant Médical* du 15 août 1904.

« La partie antérieure (du corset droit) constitue une vraie planche rigide qui écrase le ventre d'avant en arrière et le disloque. Pressé par cet étau, soulevant et relevant sur les côtés le bord inférieur de cette paroi antérieure, le ventre déborde au-dessus du pli des aines et cette échappée permet, *ad libitum*, d'exagérer la constriction. De son côté, le plancher périnéal se tend, se bombe sous cette même poussée, véritable avalanche d'organes en désarroi, ptosés et accumulés. Voilà pourquoi, en dépit des fausses prétentions hygiéniques du corset droit, la maladie du corset vit encore : dyspepsie, entéroptose. Voilà pourquoi nos mondaines sont toujours en proie aux réveils en sursaut, aux insomnies, aux étouffements, aux bouffées de chaleur, aux vapeurs, tant de misères qui altèrent et tachent leurs jolis visages. »

Dans son *Traité des Maladies de l'Estomac*, le Dr Albert Robin, l'éminent thérapeute de l'hôpital Beaujon, dit textuellement en s'appuyant lui-même sur l'opinion du Professeur Hayem :

« Dans la troisième variété (de la maladie du corset), la constriction a lieu au défaut de la taille, c'est-à-dire au-dessous du foie, au niveau des dernières côtes. La taille est très longue, très fine (taille de guêpe). Le foie, la rate et l'estomac, comme l'a fait remarquer Hayem, sont refoulés en haut vers la poitrine; le colon transverse prend la forme d'un V, et ses coudes devenant très aigus, le cours des matières est rendu plus difficile. Les symptômes de la gêne thoracique et respiratoire deviennent prédominants. »

Citons le texte même du Professeur Hayem. Dans le *Traité de Médecine*, publié sous la direction de MM. Brouardel et Gilbert, voici ce qu'il écrit en collaboration avec le Dr G. Lion, en parlant de la variété sous-hépatique de la maladie du corset :

« Le refoulement par en haut des viscères de la portion thoracique de la cavité abdominale entraîne une tension exagérée du diaphragme et, à sa suite, de la gêne de la respiration, de l'arythmie et des palpitations; la malade éprouve des malaises, une sensation de plénitude à la suite des repas, elle est prise d'étouffements ou de battements de cœur quand elle marche vite ou monte les escaliers et elle se laisse aller insensiblement à mener une vie indolente. D'autre part, du côté des intestins, les coudes du colon deviennent très aigus, la portion transverse prend la forme d'un V et il existe une constipation des plus opiniâtres. »

La religion de nos lectrices est maintenant éclairée et nous jugeons inutile de multiplier les citations.

Le corset droit est-il beau ?

Le corset abdominal droit devant est-il au moins élégant ? La ligne droite abdominale est-elle plus belle que la courbe naturelle ? L'examen parallèle de la figure 9 et des photographies suivantes dira de quel côté se trouve la beauté : si c'est chez cette femme déformée par le corset droit ou dans les chefs-d'œuvre de sculpture et de peinture, dans les pures lignes de la réalité.

La figure 9 indique la déformatton produite par le corset droit. Au lieu de la convexité normale du ventre, nous avons ici une ligne droite, même concave ! Une bosse adipeuse se forme au-dessus à la hauteur du creux épigastrique ; c'est le désespoir des couturières.

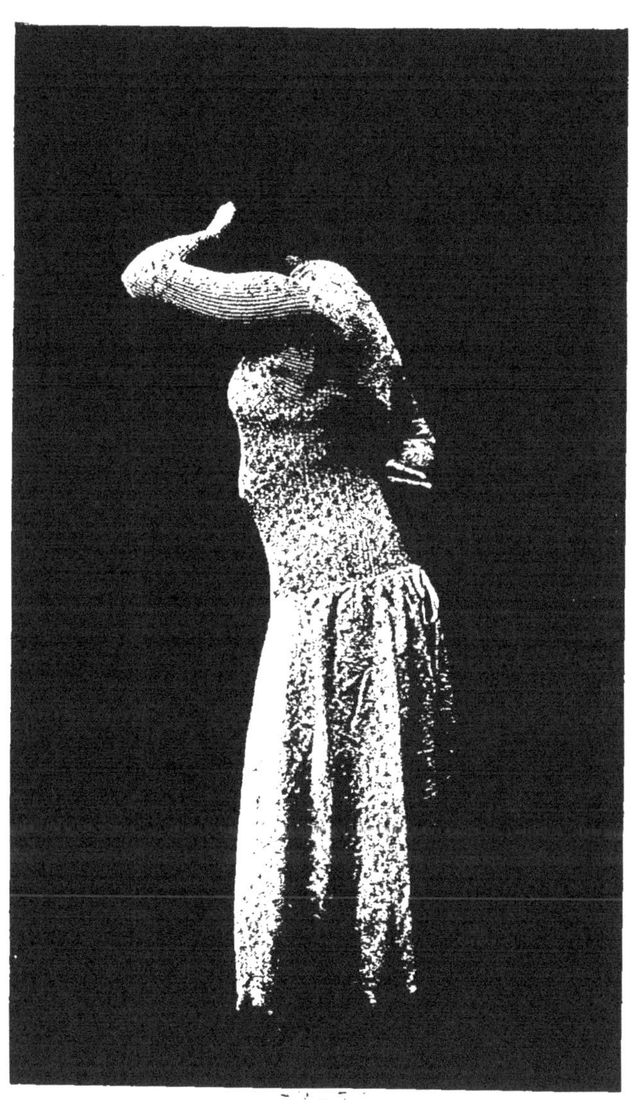

Fig. 9.

Faut-il supprimer le corset ?

Le bon corset ne pouvant être ni cambré ni droit, faut-il l'abandonner pour le remplacer par le callimaste ou soutien-gorge de Mme la Doctoresse de Griniewitch ? Mais le callimaste n'est pas l'antithèse du corset, c'est au contraire son complément. Faut-il dire avec Mme la Doctoresse Tylicka que le bon corset ne pouvant exister, il faut radicalement le supprimer. Je ne le pense pas.

Le bon corset peut-il exister ?

Je ne suis pas non plus de l'avis de M. Ginisty lorsqu'il écrit, dans la Préface de l'étude historique du Docteur O'Followell « que l'hygiène et l'art de la toilette sont deux choses radicalement différentes et qui s'excluent l'une l'autre ».

J'ai la prétention de démontrer que l'on peut construire un corset « bon » et « beau ».

Qualités du bon corset.

Quelles doivent être les qualités du bon corset? Citons les auteurs précédents.

M. le Docteur Degrave : « De pareils méfaits ne se produiraient certes plus si la paroi antérieure du corset suivait, copiait, *moulait* la courbe naturelle de l'abdomen, si cette paroi recevait, soulevait légèrement et soutenait le ventre de bas en haut à la façon d'un nid très confortable. »

M. le Docteur Albert Robin dit que pour éviter les maladies du corset, il faudrait porter « des corsets larges *moulant* et soutenant exactement la taille sans la comprimer. »

M. le Dr Berthod, dans le « Bulletin de la Société Amicale des Médecins de Théâtre » de février 1905, écrit :

« Il faut donc à la femme un corset, mais il lui faudrait un corset physiologique, rationnel et raisonnable, un corset qui aille bien, quels qu'en soient le modèle et la mode, qui ne serre, ne comprime et ne déforme pas trop, avec lequel la femme se sente légère et bien habillée. Pour bien faire il faudrait à chaque femme un corset *moulé* sur elle qui l'épouse sans la violenter. »

La figure 10 est une photographie de la Vénus de Milo prise de profil pour montrer la courbe normale du ventre.

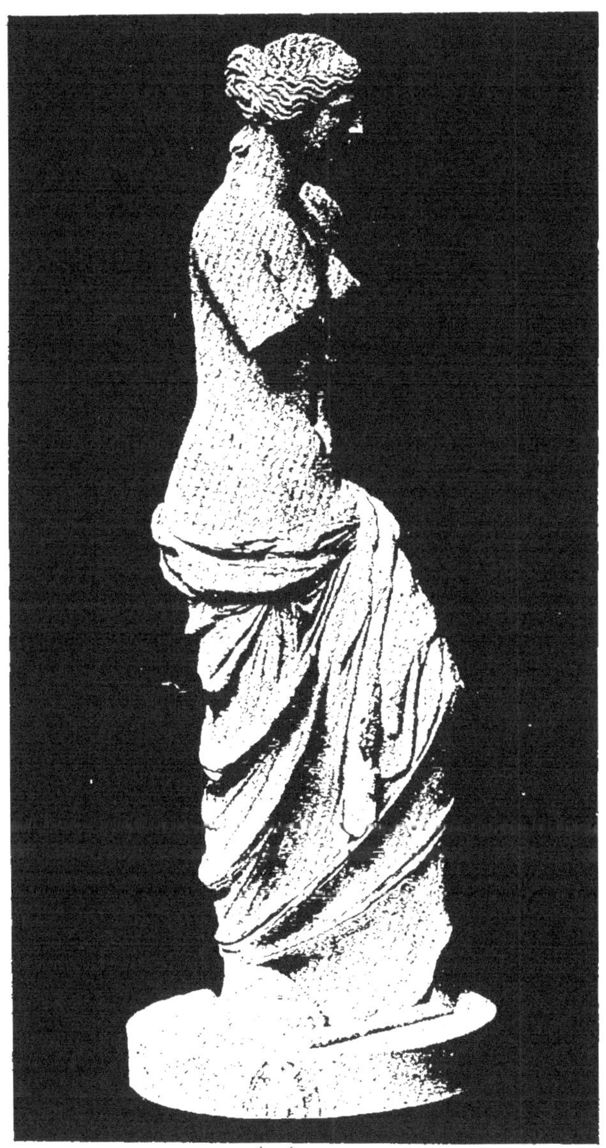

Fig. 10.

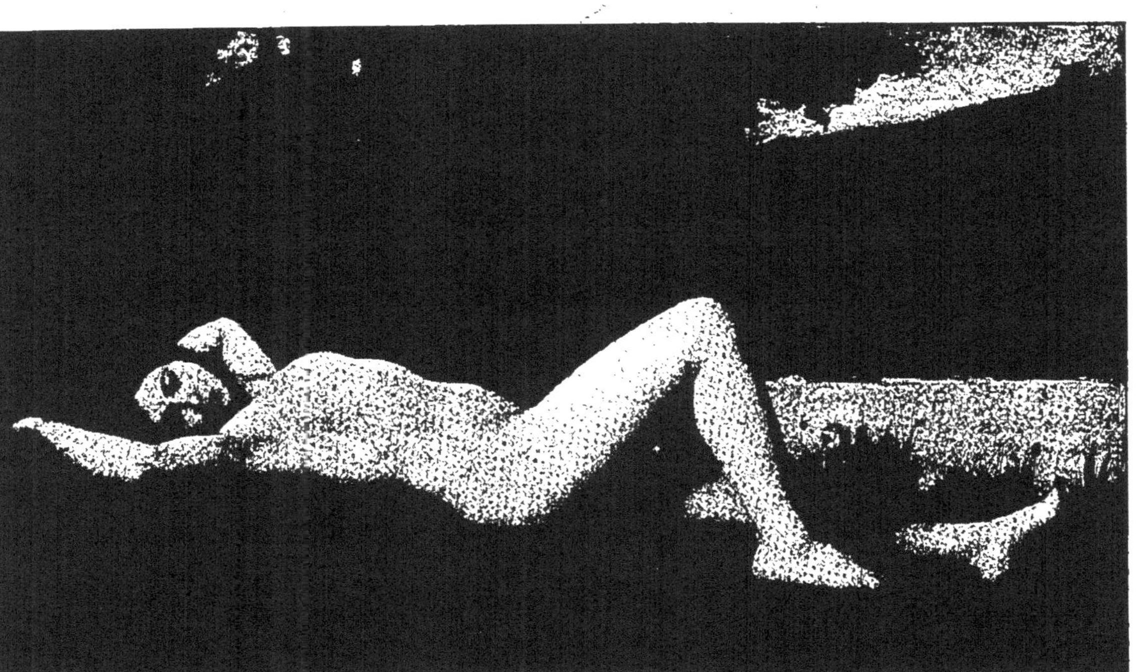

Fig. 11.

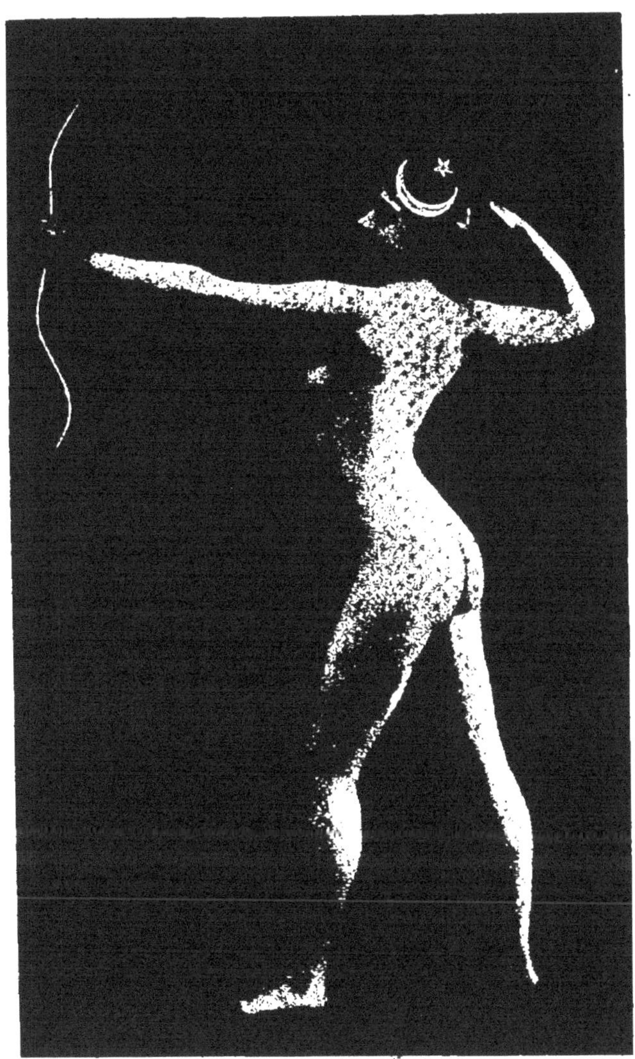

Fig. 12.

Notre solution.

Le corset sur moulage.

Nous avons souligné le mot *mouler* parce que c'est là justement notre solution. Nous moulons notre cliente et sur ce moule, sur ce mannequin de plâtre, notre collaboratrice expérimentée, Mme Lauclair, 161, rue Saint-Hônoré, fabrique son corset.

Le corset sur moulage est « bon ».

Il n'est pas besoin d'un long plaidoyer pour montrer l'excellence de la solution. Elle s'impose d'elle-même après tout ce que nous avons dit. Avec le corset fait sur moulage, pas de zone de constriction, pas de déplacement de viscères; la contention est parfaite et se fait sur toute la surface.

Le corset sur moulage est « beau ».

Il ne peut y avoir de discussion que sur ce point. le corset fait sur moulage est-il beau ?

D'abord, nous dirons très franchement que nous ne partageons pas le pessimisme de M. Ginisty lorsqu'il s'écrie : « Hélas ! la perfection des formes est bien peu de ce temps-ci, et où sont-elles les divines Grecques qui passaient sur l'Agora, dans l'orgueil et la splendeur de leurs corps charmants ? » Ceci est de la littérature. Il ne faut pas conclure des Grecques par les statues de leurs sculpteurs qui, évidemment, ont choisi leurs modèles, et nous savons par Hippocrate qu'il existait déjà à cette époque un assez grand nombre de bossues et de scoliotiques. Aujourd'hui nos sculpteurs et nos peintres pour faire de belles œuvres trouvent encore de beaux modèles. Cela, dans une classe de la société où l'enfance souvent mal soignée et plus tard le manque d'hygiène et de confort ne sont pas faits pour produire des exemples de beauté. Nous en concluons donc que pour la plupart de nos mondaines le moulage sera naturellement beau.

Pour celles qui se sont laissé déformer par le corset abdominal droit devant, comme dans la

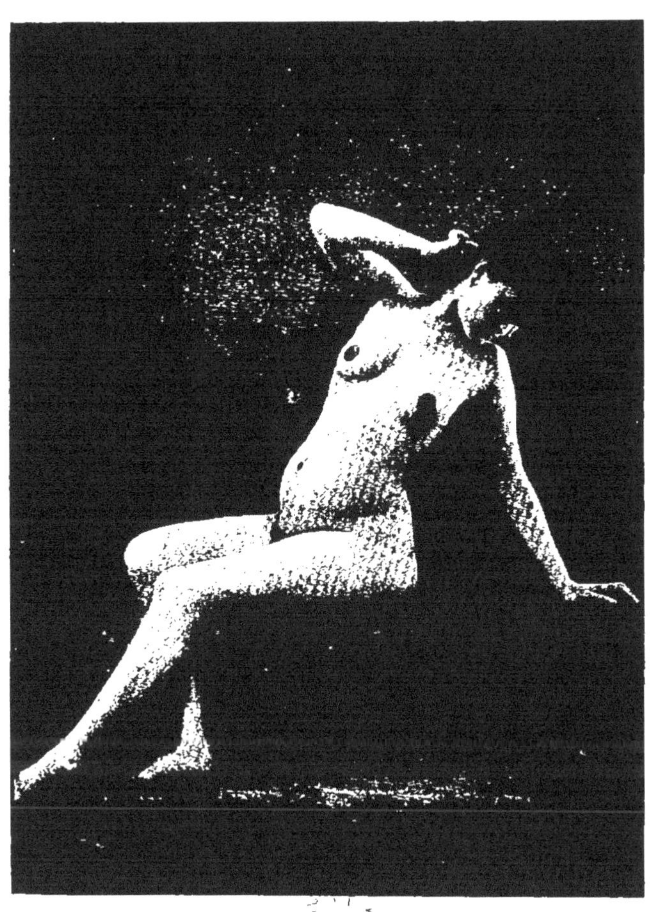

Fig. 13.

figure 7, ou pour celles qui ont du relâchement de la paroi abdominale, nous faisons un moulage orthopédique. C'est-à-dire que nous moulons le corps non pas tel qu'il est, mais tel qu'il doit être en rendant à l'abdomen la courbe classique et belle qu'il doit avoir.

Cette courbe est belle, en effet. Les sculpteurs de toutes les époques l'ont modelée, depuis la Vénus de Milo *(fig. 10)*, jusqu'à la Cassandre de Millet *(fig. 1)*; les peintres l'ont dessinée *(fig. 11)*; les artistes actuels l'étudient sur la réalité *(fig. 12 et 13)*.

La santé et la beauté réunies.

Ainsi, nous avons réuni la santé et la beauté. La nature elle-même nous à montré qu'une fois de plus « *in medio stat virtus* », qu'entre le ventre globuleux et le ventre droit, il y avait place pour la solution moyenne, et juste : la courbe normale.

Notre mode d'exécution.

Notre mode de moulage simple et rapide est en même temps propre; pas une goutte de plâtre ne salit la peau, qui n'est pas enduite de vaseline et ne subit aucune préparation spéciale. Nous exécutons ces moulages les mardi et vendredi de 4 à 6, chez notre collaboratrice, Mme Lauclair, 161, rue Saint-Honoré, qui, de son côté, a contribué par son expérience et sa longue pratique personnelle, à la confection de cet idéal corset, méritant bien son nom l' « Antiptose » (fig. 14).

Docteur Henri Dardelin.

Paris, 15 février 1905.

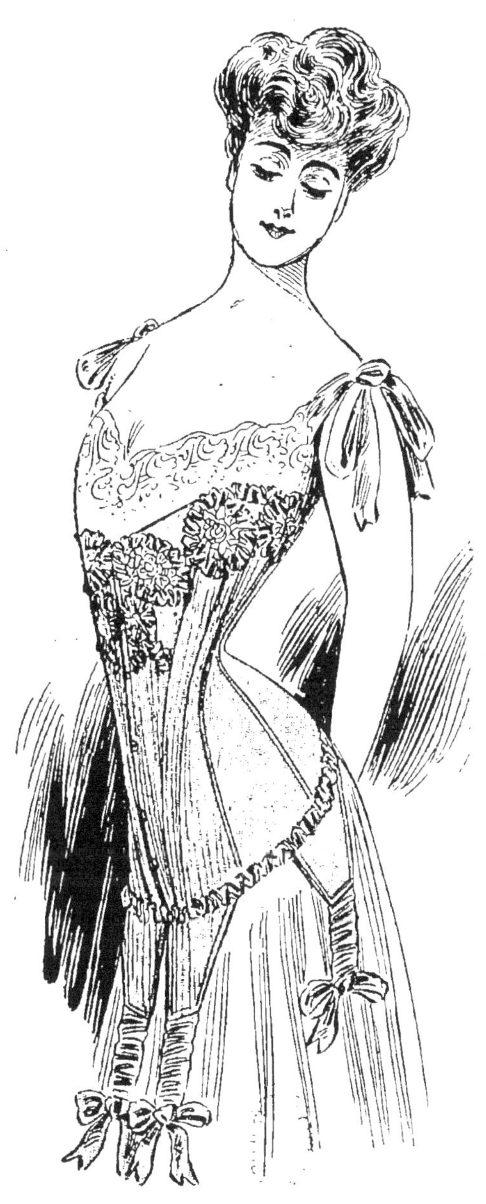

Fig. 14.

PARIS. — IMP. CHARLES SCHLAEBER, 257, RUE SAINT-HONORÉ.

www.ingramcontent.com/pod-product-compliance
Ingram Content Group UK Ltd.
Pitfield, Milton Keynes, MK11 3LW, UK
UKHW021517260726
13993UKWH00004B/1734

9 782329 122007